KAMASUTRA POUR TOUS

69 POSITIONS POUR LES DÉBUTANTS ET LES EXPERTS

CAMILLE BELMONT

KAMASUTRA POUR TOUS ©

CAMILLE BELMONT

QR CODE

SCAN ME

CONTENU "ADULTES

CE LIVRE PRÉSENTE LES ILLUSTRATIONS SOUS FORME DE QR CODES AFIN DE GARANTIR LA VIE PRIVÉE ET LA SÉCURITÉ DES MINEURS.

NOUS VOUS REMERCIONS PAR AVANCE DE VOTRE COMPRÉHENSION

AMUSEZ-VOUS.

Légende

Pour faciliter la compréhension des **69** positions de ce livre, des étoiles représentant le degré de difficulté ont été placées à côté d'elles.

★ - (1 étoile) : la position est de **FAIBLE** difficulté.

★★ - (2 étoiles) : l'emplacement est de difficulté **MOYENNE-FAIBLE**.

★★★ - (3 étoiles) : l'emplacement est de difficulté **MOYENNE**.

★★★★ - (4 étoiles) : l'emplacement est de difficulté **MOYENNE-HAUTE**.

★★★★★ - (5 étoiles) : l'emplacement est de **HAUTE** difficulté.

Table des matières

1. Position du pont-levis 1
2. Position d'Andromaque 3
3. Position de l'araignée 5
4. Position de la grenouille 7
5. Position de l'arbre fruitier 9
6. Position de conduite 11
7. Position du bambou 13
8. Position de l'union des singes 15
9. Position de la charrue 17
10. Position d'oscillation 19
11. Position de la courtisane 21
12. Position de l'Amazone 23
13. Position de l'enclume 25
14. Position du chariot 27
15. Position de l'Union ostréicole 29
16. Position V 31
17. Position d'Indra 33
18. Position d'alignement inverse 35
19. Position du lotus 37
20. Position de l'union de l'abeille 39
21. Position de la charnière 41
22. Position de l'union de l'éléphant 43
23. Position de la cuillère 45
24. Position de la vache 47
25. Position de l'antilope 49
26. Position de la feuille 51
27. Position du ballon 53
28. Position de l'obturateur 55

29. Position du télescope 57
30. Position de somersault..59
31. Position du mollet 61
32. Position du saule pleureur 63
33. Position du scorpion..65
34. Position de la libellule..67
35. Position de "Dirty Dancing 69
36. Position "suspendue 71
37. Position du taureau assis..73
38. Position de l'Union du Tigre 75
39. Position du chat..77
40. Position de la bicyclette 79
41. Position de l'avion 81
42. Position du transfert 83
43. Position en deux temps 85
44. Position de l'embuscade..87
45. Position de l'étoile 89
46. Position des ciseaux 91
47. Position du triclinium..93
48. Position de l'interlude..95
49. Position du sauvetage..97
50. Position debout..99
51. Position allongée..102
52. Position des ciseaux fermés 104
53. Position du coq 106
54. Position de la pieuvre..108
55. Position d'équilibre 110
56. Position du missionnaire - variante..112
57. Position de l'alphabet 114
58. Position du tiroir 116

59. Position de la roue à picots 118
60. Position du cadran solaire...120
61. Position des mille feuilles..123
62. Position du sandwich...125
63. Position de l'odalisque..127
64. Position de la brouette...129
65. Position de basculement 132
66. Position de la verticale 134
67. Position de la balle..137
68. Position du trône 139
69. Position de l'échelle 142

1. Position du pont-levis

★★★★☆

Ce poste est loin d'être le plus facile ou le plus simple, mais s'il est bien fait, il garantit beaucoup de satisfaction. L'homme doit démontrer ses compétences acrobatiques. En effet, il doit former, à l'aide de son corps, un "pont" en soulevant son bassin et en s'appuyant sur ses mains et ses pieds au sol. Le rôle de la femme, quant à lui, est de s'asseoir sur lui, laissant la pénétration se faire. Il se distingue par un mouvement plutôt harmonieux et profond, qui doit être effectué principalement par la femme. Cette dernière peut s'aider en appuyant ses mains sur la poitrine ou le ventre de son partenaire. Il peut être effectué au lit ou sur le sol. Dans ce dernier cas, l'utilisation de couvertures, de chiffons ou de serviettes est recommandée.

SCAN ME

2. Position d'Andromaque

★★★☆☆

Cette position est assez difficile et très fatigante si elle est bien faite, car elle suppose que ce soit la femme qui joue le rôle de la partie active. La tâche de l'homme consiste plutôt à s'allonger sur le dos et à se détendre, les jambes reposant sur le sol mais écartées. La femme se tiendra perpendiculairement à lui et se glissera entre ses cuisses en s'agenouillant ou en s'accroupissant, le torse bien droit. Dans cette position, c'est la femme qui contrôle à la fois le rythme et la profondeur de la pénétration. Parfait pour les femmes qui aiment se sentir dominantes. Nous recommandons l'utilisation de coussins à placer sous ses genoux si vous choisissez de l'exécuter sur le sol.

SCAN ME

3. Position de l'araignée

★★★☆☆

Avec cette position, les deux partenaires peuvent diriger la danse de l'amour de manière simultanée et coordonnée, car le Kamasutra leur indique comment tisser la toile ensemble à la recherche d'un orgasme mutuel. La femme est positionnée en décubitus dorsal, les jambes pliées et, tout en se tenant sur la pointe des pieds, elle est forcée de soulever son bassin. L'homme s'agenouille entre ses cuisses et soutient ses fesses à l'aide de ses bras. Un arrangement magique qui consiste non seulement en une pénétration profonde mais aussi en une synchronisation intense des amants qui, à tout moment, peuvent augmenter ou diminuer la vitesse et le rythme du rapport. Parfait pour être exécuté au lit ou sur le sol avec les précautions adéquates, comme des oreillers sous ses genoux.

SCAN ME

4. Position de la grenouille

★★☆☆☆

Dans cette position également, la partie active est assurée principalement par la femme, qui s'allonge sur l'homme, les jambes écartées et les genoux légèrement fléchis, rotules sorties. Le mouvement est dirigé précisément par elle, dont la tâche est de "glisser" d'avant en arrière sur l'érection de l'homme, qui, immobile sous elle, peut l'accompagner doucement avec ses mains sur les hanches, en s'agrippant aux fameuses poignées d'amour. Elle permet une pénétration profonde et, si elle est bien faite, génère une synchronisation et un dynamisme sublimes, qui permettront d'atteindre le point culminant du plaisir. Parfait pour être effectué au lit, inconfortable si sur le sol, mais nous recommandons tout de même l'utilisation d'un oreiller à placer, cette fois, sous la tête de l'homme.

SCAN ME

5. Position de l'arbre fruitier

★★☆☆☆

Position similaire à la désormais très célèbre position du "missionnaire". Dans cette position, elle est allongée sur le dos, les jambes écartées, pour permettre à l'homme, qui est sur elle, de la traverser et de la pénétrer. Cependant, contrairement à la position classique du missionnaire, l'une des jambes de la femme n'est pas écartée et maintenue libre, mais repose avec son genou contre sa poitrine. Cette différence légère mais constante permet une pénétration encore plus efficace et plus profonde. Le rapport sexuel est guidé par les deux parties, dans une coordination attentive et minutieuse.

SCAN ME

6. Position de conduite

★★☆☆☆

Dans cette position, c'est encore une fois la femme qui tient les rênes du rapport sexuel en s'allongeant sur l'homme, plus précisément en s'allongeant sur lui avec ses seins contre sa poitrine. Elle est presque à genoux, ses paumes reposant sur la surface (du lit ou du sol) de chaque côté de la tête de l'homme. Il s'agit d'une position très intime et romantique, car elle peut évoluer vers une étreinte de l'homme, qui, se retrouvant avec les deux bras libres, peut tenir affectueusement sa bien-aimée, ou l'accompagner dans ses mouvements brusques. Cette position est l'une des plus appropriées pour se regarder tendrement dans les yeux et échanger des effusions, étant donné la proximité des visages des partenaires.

SCAN ME

7. Position du bambou

★★★★☆

Cette position pourrait se résumer en un mot : *acrobatique.* La meilleure façon de l'exécuter est que la femme s'allonge sur le dos en posant une cheville sur l'épaule de son partenaire. Sa tâche, en revanche, consiste à avancer un genou tout en se tenant debout sur celui-ci. Dans cette position, il tient les rênes de la relation sexuelle, bien que la femme puisse toujours faire la sienne par en dessous. Après quelques fentes tenaces, il est recommandé à la femme de changer sa jambe et sa cheville pour se reposer sur son épaule afin de ne pas se fatiguer immédiatement et perdre le rythme de l'action. Parfait pour les caresses répétées et une pénétration complète et profonde. Les deux partenaires doivent faire preuve d'une bonne dose de coordination et de souplesse.

SCAN ME

8. Position de l'union des singes

★★★★☆

Dans cette position, l'homme se retrouve en décubitus dorsal et avec les jambes levées ; tandis que le travail de la femme consiste à s'asseoir sur l'arrière de ses cuisses. Ce faisant, l'homme se retrouvera avec ses pieds sur le dos de la jeune femme, ou avec ses chevilles enroulées autour de ses hanches pour la maintenir en place. Ses pieds peuvent également être utilisés comme "dossier" pour la femme. Cette position lui permet de dominer et de tenir les rênes de la relation sexuelle, en décidant d'augmenter ou de diminuer son plaisir par des mouvements ondulatoires du bassin. La difficulté réside dans l'équilibre précaire offert par la position elle-même, qui se dégrade au fil des mouvements. Il est donc conseillé aux partenaires de se tenir par le poignet pour éviter de glisser.

SCAN ME

9. Position de la charrue

★★★☆☆

Dans cette position, c'est l'homme qui joue le rôle actif. En outre, on suppose que la femme, en plus d'être en décubitus dorsal, pose ses fesses contre le bord d'une surface, qui peut être le lit ou une table. Sa tâche consiste à tenir son partenaire entre ses cuisses. Lui, en revanche, est invité à effectuer une pénétration différente de la pénétration classique, dite " horizontale ". La pénétration horizontale diffère en ce qu'elle est plus profonde et plus stimulante. Pour ce faire, l'homme soutient le poids de son corps en faisant levier sur ses avant-bras de manière à être complètement perpendiculaire à sa partenaire.

SCAN ME

10. Position d'oscillation

★★☆☆☆

Dans cette position, l'homme est allongé sur le dos et la femme, assise sur lui, lui tourne le dos. Il est indispensable de le faire au bord du lit, où la femme peut profiter de l'appui au sol de ses pieds pour éviter de tomber et pour garder le rythme, qui sera entièrement dirigé et décidé par elle. En fait, cette position lui permet de se déplacer sinueusement sur l'homme, en se glissant presque sur lui et en choisissant l'ampleur et la profondeur des mouvements. L'homme peut lui faciliter la tâche en la guidant avec ses mains sur les poignées d'amour ou plus bas, sur les fesses. C'est l'une des positions les plus faciles, l'orgasme est donc assuré des deux côtés.

SCAN ME

11. Position de la courtisane

★★☆☆☆

Dans cette position, la femme est allongée sur le bord du lit (ou sur une autre surface qui permet une différence de hauteur entre les deux parties) tandis que l'homme, perpendiculairement au-dessus d'elle, bien que positionné plus bas, est presque à genoux. Il est en contrôle et, à l'aide de ses avant-bras, pénètre la femme avec des fentes et des poussées vigoureuses. Dans cette position, les deux amants sont complètement unis l'un à l'autre par la prise créée par ses cuisses, qui s'enroulent complètement autour du dos de son partenaire, le retenant comme dans un étau d'amour.

SCAN ME

12. Position de l'Amazone

★★★☆☆

Cette position est la préférée de nombreuses femmes. Elle doit être effectuée sur une chaise. La tâche de l'homme est de s'asseoir, tandis que la femme s'assoit sur lui, de côté et avec ses orteils touchant juste le sol. Le mouvement part d'en bas, de ses fentes qui sont progressivement accompagnées et accueillies par son bassin, qui adoucit et harmonise le rythme général du rapport. Il s'agit d'une position assez délicate qui demande une certaine pratique, surtout du côté de la femme : elle doit savoir contracter, détendre et contrôler les muscles des parois vaginales afin de maintenir le pénis à l'intérieur. Il faut également tenir compte de la variante "chevauchée", qui consiste pour la femme à s'asseoir sur l'homme en lui faisant face.

SCAN ME

13. Position de l'enclume

★★★★☆

Cette position peut être très complexe mais vaut la peine d'être expérimentée car elle permet comme aucune autre de profiter d'une pénétration complète et extrêmement profonde. Il s'agit pour la femme de s'allonger sur le dos, sur le lit ou sur une autre surface pour autant qu'elle soit confortable, tout en gardant les jambes tendues vers le haut, totalement contre la poitrine de son partenaire. Il les lui tend, tandis qu'il s'agenouille devant elle, les mains jointes sur les côtés et la tête dépassant de ses cuisses à peine écartées. Cette position exige une certaine flexibilité, surtout de la part de la femme. Elle nécessite également des préliminaires appropriés avant de la pratiquer. Le rapport sexuel peut être harmonisé et rendu plus confortable en plaçant des coussins sous son dos et son bassin.

SCAN ME

14. Position du chariot

★★★★☆

La position parfaite pour stimuler le point G, car elle implique que la femme soit sur l'homme. Ce dernier est sur le dos tandis qu'elle est assise sur lui, le dos cambré en arrière, les avant-bras tendus et les paumes sur le sol pour s'appuyer. Même dans cette position, l'équilibre est assez précaire, et c'est donc à l'homme de tenir la femme par les chevilles pendant qu'il stimule son clitoris et la pénètre. La femme joue le rôle de la partie active, pouvant baisser et lever, fermer et ouvrir ses jambes à sa guise et selon son désir, ainsi qu'en fonction de la largeur souhaitée. Une synchronisation et une coopération des deux côtés sont nécessaires pour que cela fonctionne correctement.

SCAN ME

15. Position de l'union des huîtres

★★☆☆☆

La position enroulée, qui consiste pour la femme à s'allonger sur le dos mais avec les jambes repliées, de manière qu'elles soient sur le ventre, et pour l'homme à genoux, inséré entre elle, à s'accrocher aux jambes ou aux hanches de sa bien-aimée. L'imbrication de cette position est tout simplement unique et sublime. La femme est autorisée à poser ses pieds sur les fesses de son partenaire pour favoriser un meilleur rythme. Cette position est assez simple à réaliser et permet des fentes précises, régulières et aussi assez profondes. Étant donné la proximité des deux partenaires, elle est également considérée comme très intime et romantique, ainsi que satisfaisante pour les deux parties.

SCAN ME

16. Position V

★★★☆☆

Une position qui doit être exécutée sur une table ou toute autre surface rigide et élevée, car elle exige que l'homme se tienne debout, les jambes légèrement pliées et écartées, à environ 90°. Le nom de cette position vient de la forme que prend le corps de la femme. Assise sur la table, elle devra tirer ses jambes vers le haut jusqu'à ce qu'elles soient complètement écartées, puis les faire adhérer de manière rigide au corps de son partenaire. Elle doit ensuite avancer le bassin, en évitant d'être perpendiculaire à la table, mais en préférant une position à 45° ; pendant ce temps, il la soutiendra en tenant le bas de son dos et en la tirant vers lui. Il s'agit d'une position très érotique et sensuelle qui ne demande pas non plus trop d'efforts.

SCAN ME

17. Position d'Indra

★★★☆☆

Ce poste est très satisfaisant car il implique une pénétration forte, perturbatrice et profonde. La femme doit s'allonger sur le lit, plier ses jambes et les lever à la hauteur de son bassin pour ensuite les poser sur son corps, en appuyant ses pieds contre la poitrine de l'homme. Ce dernier sera à genoux devant elle et, les jambes écartées, il se glissera alors dans ses grâces en se penchant en avant. Pour un meilleur contrôle du rythme du rapport, il sera possible aux deux amants de se tenir l'un à l'autre : la femme, ayant les bras libres, pourra se tenir aux jambes tendues et légèrement écartées de l'homme ; lui, en revanche, pourra se tenir à ses jambes, notamment à ses genoux.

SCAN ME

18. Position d'alignement inverse

★★★★★

Cette position n'est pas à la portée de tous, d'abord parce qu'elle est complexe dans sa réalisation et ensuite parce qu'elle implique un rythme lent, plus doux et moins soutenu qui n'est pas du goût de ceux qui recherchent quelque chose de plus frénétique et d'adrénaline. L'homme est couché sur le dos, tandis que la femme est allongée sur lui mais du côté opposé, c'est-à-dire à partir des pieds et avec ceux-ci autour de son visage. Tous deux ont le visage tourné vers le haut et leurs corps sont imbriqués à la hauteur de leurs organes génitaux, même s'ils se touchent dans leur totalité. Le plaisir s'obtient par des mouvements constants et réguliers, mais assez lents. Cette position laisse également un terrain fertile pour une pénétration profonde, bien que plus délicate et subtile, moins éruptive mais certainement intense.

SCAN ME

19. Position du lotus

★☆☆☆☆

Elle est connue pour être l'une des positions les plus romantiques du Kamasutra. C'est également une position tranquille et relaxante, adaptée à ceux qui veulent profiter du moment présent et à ceux qui veulent un peu de douceur. La meilleure façon de l'exécuter est de se faire face, assis sur une surface confortable comme un lit. L'homme en dessous est à genoux et a les jambes légèrement écartées tout en supportant le poids du corps de la femme, assise sur ses cuisses et avec ses jambes enroulées autour de son torse. Parfait pour échanger même quelques tendres caresses ou effusions de toutes sortes. Définitivement contre-indiqué pour ceux qui recherchent quelque chose de plus sauvage, plus féroce et plus mouvementé, ou pour ceux qui veulent simplement expérimenter. Elle peut également être exécutée avec la variante où l'homme ne s'agenouille pas mais s'assoit avec les jambes tendues.

SCAN ME

20. Position de l'union de l'abeille

★★★☆☆

Il n'est pas particulièrement difficile à réaliser, mais plutôt à maintenir, car il suppose un certain engagement de la part de la femme à dicter le rythme de la pénétration, et de sa part à le soutenir activement. Cette position permet de très bien stimuler le point G, bien mieux que beaucoup d'autres ; elle exige également que les mains des deux partenaires soient libres pour une stimulation supplémentaire du clitoris ou de la poitrine. Pour l'effectuer, il suffit qu'il s'assoie sur le lit, les jambes tendues et légèrement écartées. Pour éviter de trop solliciter son dos ou ses muscles abdominaux, il peut s'appuyer contre la tête de lit, un mur ou toute autre surface. La femme, quant à elle, est assise sur lui, dos à lui. Pour simplifier l'acte de pénétration, il peut la soutenir par le bas du dos. Elle peut décider de garder ses jambes tendues vers l'avant, de les ramener vers sa poitrine ou de les plier sous les fesses.

SCAN ME

21. Position de la charnière

★★★★★

Cette position est assez complexe pour les deux partenaires, mais si elle est parfaitement réalisée, elle peut donner des résultats très satisfaisants et intenses. La tâche de la femme consiste à s'allonger en gardant les cuisses ouvertes le plus possible ; il est donc conseillé de l'effectuer sur une surface confortable comme un lit. L'homme, quant à lui, devra lui donner son dos et s'asseoir sur elle progressivement jusqu'à ce qu'il la pénètre. Comme vous pouvez l'imaginer, une précision quasi chirurgicale est nécessaire pour l'effectuer correctement. Les organes génitaux des deux partenaires doivent être aussi perpendiculaires que possible l'un par rapport à l'autre, aussi l'utilisation d'un oreiller, à placer sous le bas du dos de la femme, est recommandée pour la rapprocher de l'homme.

SCAN ME

22. Position de l'union de l'éléphant

★★★★★

Cette position est également parfaite pour la stimulation du point G. Cependant, parmi ses inconvénients, elle est difficile à réaliser, notamment en raison de la proximité et du poids combiné des corps des deux partenaires. En effet, dans cette position, la femme devra s'allonger à plat ventre sur le lit ou sur une autre surface confortable, en écartant les jambes qui reposent sur le sol, puis s'appuyer sur ses coudes, en tournant le dos à l'homme, qui devra adopter la même position, en la pénétrant par derrière et en s'appuyant également sur ses avant-bras. Grâce à cet emboîtement, vous pourrez profiter d'une étreinte vraiment profonde qui donnera la sensation d'une union très viscérale. Attention toutefois : l'homme devra répartir correctement le poids de son corps pour ne pas " écraser " sa partenaire.

SCAN ME

23. Position de la cuillère

★☆☆☆☆

C'est l'une des positions les plus faciles à réaliser et l'une des préférées de toutes les femmes qui aiment se sentir câlinées par leur partenaire dans ces moments-là. Cette position doit être exécutée de côté et permet donc une pénétration horizontale beaucoup plus importante que la verticale, moins profonde mais certainement tout aussi stimulante et intrigante. Il est conseillé de le faire sur le lit où l'homme doit s'allonger sur le côté puis accueillir dans ses bras la femme qui, dos à lui, le rejoindra dans un rapport très intime, relaxant et plein de tendresse. Les bras et les mains des deux partenaires sont libres dans cette position, ce qui entraîne une stimulation supplémentaire mais aussi la possibilité de se câliner et de se caresser mutuellement. Aucune compétence ou effort particulier n'est requis, ce qui en fait l'un des postes les plus accessibles à tous.

SCAN ME

24. Position de la vache

★★☆☆☆

L'une des positions les plus célèbres et les plus "sauvages", excellente pour réveiller les instincts animaux des hommes en particulier. Pas trop complexe, et parfait pour être exécuté sur le lit ou sur le sol. Dans ce dernier cas, il est conseillé de mettre quelque chose sous les genoux des deux partenaires. Également appelée "levrette", cette position consiste à mettre la femme à quatre pattes, l'homme s'approchant par derrière en adoptant la même position. Il permet une pénétration profonde et convient aux fentes multiples et régulières, qui font partie du rythme dicté principalement par l'homme. Pour de meilleurs résultats, la femme peut écarter légèrement les jambes ou relever le bas de son dos autant que possible. Cette position a également sa propre variante anale.

SCAN ME

25. Position de l'antilope

★★☆☆☆

Très similaire à la position de la vache, avec la légère variation que la femme arque son dos pour permettre une stimulation encore plus profonde du point G. Parfait pour atteindre les zones les plus érogènes à l'aide des mains, qui sont à nouveau libres dans cette position, notamment celles de l'homme. Cette position est également très adaptée à l'éveil des instincts les plus "animalistes" et suppose une pénétration par derrière, qui peut ou non être anale. Comme la femme est dans une position beaucoup plus basse que l'homme par rapport à la position de la vache, il peut l'attirer à lui en lui attrapant les cheveux, en la tirant par les hanches ou en laissant quelques baisers dans son cou.

SCAN ME

26. Position de la feuille

★★★☆☆

Il s'agit également d'une position qui doit être effectuée de façon latérale. Les deux partenaires s'allongent (de préférence sur le lit) sur le côté, l'un en face de l'autre. La femme soulève et ramasse ensuite ses jambes pour les poser sur sa poitrine avec ses pieds. Une position intime, qui ressemble presque à une étreinte tendre et romantique. L'homme, quant à lui, la pénètre en restant en érection et en étant complètement couché sur le côté. Le nom de cette position vient du fait que les deux amoureux, chacun dans son rôle spécifique, ressemblent à une feuille attachée à sa propre branche, c'est-à-dire la femme reliée à l'homme. Grâce à la pénétration horizontale favorisée par cette position, on peut avoir des rapports très profonds, rythmés et en même temps extrêmement intimes.

SCAN ME

27. Position du ballon

★★★☆☆

Une position conçue spécifiquement pour le sexe oral et le plaisir masculin, en ce sens que c'est la femme qui est principalement du côté actif. Cette dernière est allongée en décubitus dorsal sous l'homme qui, au contraire, se tient au-dessus d'elle, les jambes écartées, les genoux légèrement pliés ou, si possible, appuyés contre une surface (comme un mur). La position commence par un rapport sexuel qui ne débouche que plus tard sur un rapport oral, l'érection de l'homme étant comprimée entre les seins de la femme, ce qui l'accueillera et l'excitera encore plus. Enfin, le rapport sexuel prend fin lorsque l'érection atteint le visage de la femme et sa bouche, se transformant ainsi en rapport oral.

SCAN ME

28. Position de la gâchette

★★☆☆☆

Une autre position conçue pour le sexe oral et les rapports sexuels très rapides. C'est très facile à faire et tout aussi confortable pour les deux partenaires. Elle est debout, les jambes complètement écartées et les genoux à peine fléchis, peut-être en train de poser ses mains ou son torse sur une autre surface comme un mur ; lui, par contre, est assis en dessous, inséré entre ses cuisses et le visage tourné exactement vers son pubis, qu'il peut atteindre facilement et sans trop d'effort avec sa langue ou ses doigts. Les mains de l'homme s'accrochent aux hanches de la femme, ou à ses poignées d'amour, mais il peut même, sans trop de difficultés, atteindre ses seins pour une stimulation supplémentaire et simultanée.

SCAN ME

29. Position du télescope

★★☆☆☆

Cette position de sexe oral est également conçue pour la stimulation et le plaisir des femmes. Il s'agit simplement d'une variante de la position du con, dans la mesure où elle permet de lécher et de stimuler en même temps non seulement la zone clitoridienne mais aussi la zone périanale. Contrairement à la position de la secousse, dans la position du télescope, l'homme n'est pas assis avec son visage tourné vers le pubis, mais avec son visage tourné vers le bas du dos de la femme, tandis que celle-ci est juste penchée en avant pour permettre une stimulation adéquate. Il donne aux deux participants un sentiment d'intimité, mais aussi d'interdiction.

SCAN ME

30. Position de somersault

★★★★★

Cette position de sexe oral peu connue permet aux deux partenaires d'être actifs et passifs en même temps. Pour l'exécuter au mieux, cependant, vous devez être suffisamment agile et souple dans les moments qui suivent. L'homme, simplement assis sur le sol ou sur le lit, se tient avec ses parties génitales devant son visage, à portée de sa bouche ; tandis que la femme se tient sur ses jambes, mais en s'appuyant avec son torse sur lui, à hauteur du pénis. Il faut beaucoup d'équilibre de la part de la femme, mais l'homme peut l'aider en la tenant par les chevilles, qui seront positionnées de part et d'autre de son bassin.

SCAN ME

31. Position du mollet

★☆☆☆☆

Cette position de sexe oral est parfaite pour donner du plaisir à l'homme ; en fait, c'est la femme qui tient le rôle actif. Contrairement à d'autres positions orales, elle n'est en aucun cas banale ou évidente, mais elle est résolument créative et également très agréable et facile à pratiquer pour les deux partenaires. La tâche de l'homme consiste à se mettre à quatre pattes, c'est-à-dire avec les mains et les genoux posés sur le sol. La femme, quant à elle, rampe sous lui, s'allongeant jusqu'à ce qu'elle soit à hauteur des parties génitales de son visage. Pour faciliter l'approche, un oreiller peut également être utilisé et placé sous sa tête.

SCAN ME

32. Position du saule pleureur

★★★☆☆

Cette position sexuelle est pratiquée par derrière, elle peut donc aussi avoir une variante anale. Elle suppose une certaine dextérité de la part de la femme, qui doit rester debout, mais se pencher sur son propre torse, jusqu'à toucher le sol avec ses mains. Pour des raisons évidentes, il ne peut être effectué au lit, mais doit être fait sur le sol. L'homme se place derrière et la pénètre avec les jambes légèrement écartées et fléchies, tout en s'accrochant à ses hanches. L'exécution de cette position n'est pas excessivement complexe, mais être capable de maintenir la position n'est pas si immédiat et simple, surtout pour elle qui peut perdre l'équilibre à cause des poussées et des fentes. Cependant, il permet une pénétration très profonde et satisfaisante.

SCAN ME

33. Position du scorpion

★★★★★

Une autre position qui se pratique par derrière, bien que contrairement aux autres, en raison de l'anatomie humaine inhérente, elle ne permette pas une variation anale. Il est assez difficile à exécuter et à maintenir, en raison de l'équilibre subtil et de la synchronisation labile qui doivent être créés entre les deux parties. L'idéal est de l'effectuer uniquement sur le sol, éventuellement avec l'aide d'un tapis, d'un drap ou d'une couverture. Il ne convient pas aux surfaces confortables comme le lit. L'homme doit s'asseoir sur le sol, les jambes croisées, et placer la femme de manière à ce qu'elle lui tourne le dos et soit allongée, les jambes écartées, une de chaque côté de son torse. Comme les seins et la tête de la femme, ainsi que toute la partie supérieure de son torse, reposeront directement sur le sol, l'utilisation d'un oreiller est également recommandée. L'homme décide de la vitesse et du rythme, en tenant les hanches de la femme avec ses mains pendant qu'il la pénètre.

SCAN ME

34. Position de la libellule

★★★★☆

Similaire à la position du scorpion, mais plus facile à réaliser et aussi plus confortable. L'homme, au lieu de s'asseoir, s'allonge presque en décubitus dorsal, en appuyant son dos contre une surface telle que le mur ou la tête du lit. Il présuppose une pénétration par derrière, mais cette fois, c'est la femme qui contrôle le rythme, la fréquence et la profondeur du rapport. Elle est allongée sur le dos, presque à quatre pattes sur lui, tandis qu'elle tourne ses épaules avec ses rotules vers l'extérieur. Pour maintenir son équilibre, elle utilise ses avant-bras et ses paumes pour s'appuyer directement sur le sol ou le matelas. Cette position donne à l'homme une excellente vue d'ensemble du rapport sexuel et, compte tenu du fait qu'il a même les deux mains libres, lui permet de les placer où il le préfère : du bas du dos, aux hanches, jusqu'à une stimulation plus poussée.

SCAN ME

35. Position de "Dirty Dancing

★★★★☆

Une position très romantique et intime, exactement comme son nom. Grâce à un ajustement pratiquement parfait, il permet également une pénétration verticale très profonde, excitante et précise. Elle doit être exécutée strictement debout, tandis que l'homme est appuyé, dos au mur (pour une plus grande stabilité car il doit soutenir la femme). Elle, en revanche, se tiendra devant lui et s'accrochera à son torse, tout en le tenant tendrement avec ses bras autour de son cou. Afin de favoriser une pénétration plus large et plus intense, on demande à la femme de lever et de plier une jambe, qui sera ensuite soutenue par l'homme. L'un des inconvénients de cette position est de la tenir trop longtemps, surtout pour elle, dont le poids du corps repose sur une jambe et non deux. Il est donc obligatoire que tous ses muscles de flexion et de tension la soutiennent pour éviter qu'elle ne tombe.

SCAN ME

36. Position "suspendue

★★★★★

Une position assez difficile à réaliser et à maintenir, mais très intime et tendre lorsqu'elle est réalisée correctement. On peut presque le considérer comme l'évolution de la position de "Dirty Dancing". Elle exige un effort athlétique de la part des deux partenaires, en particulier de l'homme qui doit supporter tout le poids de la femme, qui s'accroche à lui avec ses jambes et ses bras. Ces dernières tiennent le cou de l'homme, tandis que les jambes tiennent ses fesses et ses cuisses. Elle doit être effectuée strictement debout, sans aucun support, ou à l'aide d'une surface solide comme un mur ou un miroir. Il faut noter que moins la femme s'aide en serrant ses jambes autour du torse de l'homme, plus il sera difficile pour l'homme de tenir et de continuer à la pénétrer sans que son amant ne glisse.

SCAN ME

37. Position du taureau assis

★★★★☆

Comme son nom l'indique, il doit être exécuté en position assise ou presque assise. L'homme est assis, soit sur le sol, soit sur le lit, les jambes à peine relevées, la plante des pieds et les mains reposant sur le sol. La femme, quant à elle, est assise en face de lui sur son érection, le bassin et le torse projetés en arrière et reposant sur les jambes tendues de son partenaire. La plante de ses pieds et ses mains reposent également sur le sol, mais en raison de la position pas si simple, la femme se débat plus que l'homme dans cet enchevêtrement sensuel. Mais c'est aussi elle qui choisit le rythme et la fréquence des fentes, qu'elle peut gérer entièrement, puisqu'elle joue la partie active. Il s'agit, à toutes fins utiles, d'une position sexuelle tantrique, donc pour les moins entraînés... attention à vos bras et à vos jambes, qui vont se fatiguer énormément.

SCAN ME

38. Position du Tiger Union

★★☆☆☆

Il s'agit d'une position plutôt classique, mais néanmoins assez efficace et stimulante. Pour ce faire, il suffit de faire allonger la femme sur le dos et de la pénétrer entre ses cuisses, qui se trouvent de part et d'autre du bassin de l'homme. Ce dernier, cependant, contrairement aux autres positions, n'est pas allongé mais presque à genoux tout en pénétrant sa partenaire. Il s'agit d'une pénétration profonde, romantique et sensuelle, qui peut être dirigée par la femme en bougeant ses jambes, en les ouvrant et en les fermant à sa guise, et en décidant ainsi de l'angle et de la largeur du rapport. Si elle le souhaite, la femme peut également croiser ses jambes sur le dos de l'homme pour une pénétration encore plus profonde et des fentes plus profondes. Cette position est également parfaite pour échanger des effusions et se murmurer des mots doux.

SCAN ME

39. Position du chat

★★☆☆☆

Cette position est simple simplement parce qu'il s'agit d'une variation de la position classique du missionnaire. La femme est allongée sur le dos, les jambes légèrement écartées, tandis que l'homme est sur elle, sa poitrine frôlant les siens et le reste de son corps étant adjacent au sien. L'inconvénient de cette position est que le poids de l'homme peut affecter le corps de la femme à long terme, c'est pourquoi il est tenu d'utiliser ses coudes pour répartir uniformément la charge. Les corps des deux amants seront très proches l'un de l'autre, pratiquement fusionnés ; les bras de la femme pourront donc entourer le dos de son partenaire pour favoriser une union encore plus sensuelle et romantique.

SCAN ME

40. Position de la bicyclette

★★★☆☆

Il s'agit d'une position quelque peu atypique, parfaite à faire sur le bord d'un lit, d'un canapé ou d'une table. L'homme doit être debout, tandis que la femme doit être à moitié allongée, avec le bas-ventre et les jambes tendus verticalement, parfaitement adjacents au bassin et au torse de son partenaire. Dans cette position, ses jambes seront tirées vers le haut et soutenues par l'homme, qui les dirigera avec ses bras si la femme ne veut pas le faire elle-même. Le secret de cette position est contenu dans les mouvements de ses jambes qui, selon qu'elles sont fermées, ouvertes ou déplacées avec un rythme plus ou moins intense et plus ou moins rapide (donc complètement variable), permettront à tous deux de jouir d'un rapport sexuel avec une profondeur, une force et une pression qui varient de minute en minute. Il permet même une pénétration très profonde, en fonction de la mesure dans laquelle la femme soulève son bassin, en contractant ses muscles abdominaux.

SCAN ME

41. Position de l'avion

★★★☆☆

Cette position a également sa propre variante anale, étant une position qui doit être exécutée par derrière. Elle permet une pénétration extrêmement profonde et ne nécessite aucune compétence ou aptitude particulière. Il doit être exécuté strictement sur le sol, car la surface molle et instable du lit peut rendre plus difficile le maintien du rythme et de l'équilibre. Les deux partenaires sont à genoux dans cette position, mais tandis que l'homme a le torse légèrement penché vers l'avant et tient la femme par les hanches, cette dernière est complètement repliée sur elle-même, les bras formant un "T". Comme le torse de la femme repose presque entièrement sur le sol, il est recommandé de placer des oreillers dans la zone allant de la tête au nombril.

SCAN ME

42. Position du transfert

★★★★☆

Un poste quelque peu complexe à exécuter, mais certainement extrêmement satisfaisant. Parmi ses avantages, citons le fait qu'elle est parfaite pour être réalisée sur le lit, qu'elle ne demande pas d'effort excessif ni de compétences particulières et que l'on peut se regarder dans les yeux. Bien sûr, il faut dire que ce n'est pas très confortable pour la femme qui, allongée sur le dos, est obligée de tourner son bassin (à droite ou à gauche) pour permettre à l'homme de la pénétrer alors que ses jambes sont croisées l'une sur l'autre. Faites donc attention, car cela peut mettre un peu de pression sur ses hanches. L'homme, quant à lui, est debout sur le bord du lit. Son torse est légèrement penché vers l'avant, et il s'accroche au matelas avec ses avant-bras. Elle a les mains libres dans cette position, ce qui lui permet de s'auto-stimuler si nécessaire.

SCAN ME

43. Position en deux temps

★★★☆☆

Cette position est parfaite pour ceux qui souhaitent une relation aussi sensuelle et romantique qu'une danse, mais aussi pas trop compliquée et technique. Elle ne s'effectue que debout, et convient donc aux rapports fugaces et rapides, ou même à ceux qui veulent simplement essayer quelque chose de nouveau. Cela ressemble beaucoup à une étreinte : les deux amants se tiennent simplement l'un contre l'autre et font coïncider leurs organes génitaux, sans aucun support. Il la tient par les hanches, tandis qu'elle enroule tendrement ses bras autour de ses épaules. Cependant, pour réaliser cette opération de manière optimale, il faut obtenir la bonne hauteur et la bonne perpendicularité. Il est conseillé de faire porter à la femme des talons ou de la faire se tenir sur la pointe des pieds pour ne pas manquer la bonne taille. Il ne permet pas une pénétration très profonde, mais favorise une double stimulation pas mauvaise.

SCAN ME

44. Position de l'embuscade

★★★☆☆

Cette position doit également être exécutée strictement debout et par derrière, de sorte qu'elle permet également une variation anale. La femme est positionnée dos à l'homme, les jambes écartées, les mains sur les genoux et le torse penché en avant. Lui, en revanche, la saisit et la pénètre par derrière, encerclant son bassin avec ses mains ou allant stimuler avec elles une autre zone érogène à sa guise. La difficulté de cette position, comme on peut facilement le deviner, se situe surtout au niveau de la femme, qui doit réussir à maintenir la posture classique du "squat" sans tomber ou perdre l'équilibre. Elle peut également être réalisée en utilisant une surface de support telle que le bord d'une table, d'un lit ou d'un mur.

SCAN ME

45. Position de l'étoile

★★★★★

Cette position doit être réalisée au lit et sur le côté, alors que l'homme est allongé sur le côté. La femme est allongée à côté de lui, mais en décubitus dorsal. La difficulté réside dans la posture des jambes des deux partenaires : en effet, pour être exécutées correctement et bien, les jambes de la femme et de l'homme sont censées s'entrelacer l'une sur l'autre. En particulier, la femme doit lever une cuisse pour permettre à l'homme de se ménager un espace suffisant pour la pénétration. Comme on peut le déduire, elle n'est pas facile à réaliser ou à maintenir, mais elle permet de se parler, de se toucher et d'échanger des effusions de toutes sortes, puisque les mains des deux partenaires sont libres.

SCAN ME

46. Position des ciseaux

★★★★★

Ce poste est certainement l'un des plus difficiles, tant à exercer qu'à conserver. Similaire à la position en étoile, elle exige que les deux partenaires aient les jambes croisées et emmêlées l'une sur l'autre. Elle peut être pratiquée sur le sol ou sur le lit, car elle ne nécessite rien de particulier, si ce n'est une grande patience et une excellente tenue, ce qui n'est pas forcément facile à trouver au début. La tâche de l'homme consiste à se placer derrière la femme, partiellement allongé : seul son torse est droit et est maintenu par ses coudes ; la femme, quant à elle, se place légèrement en dessous de lui, dos à lui et soulève une de ses cuisses pour permettre à l'homme de se faufiler. Elle aussi, lorsqu'elle est allongée, maintient son torse en l'air en s'appuyant sur ses coudes. Les deux amants ont les mains libres, donc toute autre stimulation ou autostimulation est entièrement à leur discrétion.

SCAN ME

47. Position du triclinium

★★★☆☆

Contrairement à beaucoup d'autres, cette position est super adaptée pour retrouver un peu de force et d'énergie après avoir effectué des positions beaucoup plus compliquées et exigeantes. Elle doit son nom à la célèbre salle à manger de la Rome antique, où il y avait des chaises longues en bois dans lesquelles les maîtres et leurs invités s'allongeaient pour prendre leurs repas en toute détente. Comme on peut le déduire, cette position doit donc être effectuée en position allongée, soit sur le lit, soit sur le sol. L'homme s'allonge sur le côté en se tenant le coude, tandis que la femme s'allonge sur le ventre devant lui, les jambes légèrement écartées pour lui permettre de se faufiler. Les mains de la femme et de l'homme sont complètement libres. Il s'agit d'une position relaxante, qui convient à ceux qui veulent reprendre leur souffle tout en ayant des rapports sexuels.

SCAN ME

48. Position de l'interlude

★★★★★

Position extrêmement difficile à réaliser, mais aussi particulièrement relaxante. Convient à ceux qui veulent reprendre leur souffle sans s'arrêter (similaire au triclinium). L'homme est assis, les genoux à hauteur de poitrine et appuyé contre une surface solide comme un mur ou une tête de lit. Ses jambes sont légèrement écartées. La femme, quant à elle, est sous lui, couchée sur le côté et se glisse sous ses cuisses arquées. La pénétration a lieu dans un espace confiné, peut-être même un peu exigu, ce qui explique qu'elle ne soit pas si facile à réaliser ou à entretenir. De plus, en raison de la posture du corps de la femme, la tige du pénis de l'homme est courbée vers l'avant lors d'une pénétration horizontale, qui est beaucoup plus complexe et moins satisfaisante qu'une pénétration verticale. Attention : car cela peut bloquer la circulation du sang, empêchant l'homme de ressentir du plaisir.

SCAN ME

49. Position du sauvetage

★★★★★

Une position très romantique et évocatrice, mais aussi très difficile à réaliser. Comme son nom l'indique, dans cette position, les deux amants adoptent simultanément une posture ressemblant à celle d'un sauvetage en mer. Perpendiculaires et allongés sur le lit, ils s'unissent dans ce qui ressemble à une chaude étreinte tandis que l'homme tient son homologue par les hanches en s'appuyant sur ses coudes. La femme s'abandonne complètement à lui, se retrouvant étendue et encerclée par le corps de l'homme, qui la saisit de toutes parts. Cette position lui permet de lever une jambe pour faciliter la pénétration et augmenter sa profondeur, en décidant de l'amplitude des fentes. Convient à ceux qui veulent un peu de romance, un peu de câlins, mais aussi à ceux qui aiment se regarder dans les yeux.

SCAN ME

50. Position debout

★★★★☆

Dans cette position, c'est la femme qui commande et réalise la partie active du rapport sexuel. Il est idéal de l'effectuer sur un lit, où l'homme peut s'allonger confortablement en posant sa tête et ses épaules sur un oreiller. L'important est qu'il garde les jambes légèrement écartées, pour permettre à la femme de se pénétrer plus facilement. Cette dernière est également allongée, mais contrairement à lui, ses avant-bras maintiennent son torse, qui est tiré vers le haut, alors qu'elle s'allonge doucement sur son érection. Le niveau de difficulté est lié aux mouvements que la femme doit effectuer pour tenir et exécuter cette position inhabituelle. Il est en effet trop facile de faire glisser le pénis par inadvertance entre les fentes. Il est donc conseillé d'effectuer une série de mouvements circulaires, le long de la base de la tige du pénis, en évitant tout plongeon qui pourrait simplement faire échouer la position. Les mains de l'homme sont libres et peuvent être utilisées pour une stimulation supplémentaire ou pour accompagner doucement la femme.

SCAN ME

51. Position allongée

★★★★☆

Ce poste est quelque peu inhabituel et différent, mais il peut apporter beaucoup de satisfaction s'il est bien fait. Les deux partenaires sont allongés sur le bord du lit, les jambes pendantes. L'homme s'allonge en dessous, de sorte que son dos repose directement sur le matelas, tandis que le dos de la femme repose contre sa poitrine. La pénétration est verticale mais particulière : elle ne laisse pas beaucoup de liberté de mouvement et nécessite une certaine dextérité de la part des deux individus afin d'éviter que le pénis ne tombe. Elle se présente comme une position très relaxante ; cependant, elle ne permet pas d'effectuer des fentes importantes et profondes ni des rythmes élevés et chargés d'adrénaline, elle convient donc pour reprendre son souffle et se câliner un peu. Les mains des deux partenaires sont libres de se caresser, de se toucher et de se stimuler mutuellement.

SCAN ME

52. Position des ciseaux fermés

★★★★☆

Il s'agit simplement d'une variation de la position des ciseaux. Cependant, alors que cette dernière était réalisée latéralement, celle-ci doit être réalisée perpendiculairement, et éventuellement sur une surface confortable et douce comme un lit. La femme est allongée sous l'homme, sur le dos et les jambes fermées. Lui, en revanche, se tient au-dessus d'elle et s'appuie sur ses avant-bras pour se maintenir en équilibre. Son talent consiste à la pénétrer malgré ce petit "obstacle". Bien que cela puisse être considéré comme un inconvénient, le fait de garder les jambes fermées et de les serrer pendant les rapports sexuels donnera plus de plaisir à l'homme. C'est une position qui demande de la technique ainsi qu'une certaine prouesse physique : elle est difficile à réaliser et à maintenir, mais garantit des mouvements intenses et une pénétration beaucoup plus longue que la normale.

SCAN ME

53. Position du coq

★★★☆☆

Elle doit être effectuée sur un lit, car elle nécessite que la femme soit dans une position confortable, certains mouvements pouvant nuire à son dos. En fait, elle est couchée sur le dos mais avec les jambes relevées, plus précisément avec les genoux qui touchent ses seins ; son partenaire est sur elle, avec une jambe tendue sur le lit et une autre posée sur le sol pour servir de pivot. La tâche de la femme est de pousser ses propres cuisses contre la poitrine de son partenaire. Pour terminer la pénétration, l'homme s'accroche à elle, utilisant ses jambes comme support pour un meilleur équilibre et une poussée plus vigoureuse. Cette position permet un excellent mouvement, également facilité par l'extrême proximité des deux corps. La stimulation est paradisiaque, mais attention aux fentes trop brusques ou violentes, qui pourraient faire souffrir la femme.

SCAN ME

54. Position de la pieuvre

★★★☆☆

Dans cette position aussi, c'est principalement l'homme qui est à genoux devant sa partenaire allongée. Pour que le rapport sexuel fonctionne et que la pénétration soit réussie, elle doit nécessairement lever ses jambes et soulever son bassin, puis rapprocher ses propres organes génitaux de ceux de son partenaire. Il est particulièrement important que la femme appuie le bas de son dos sur les jambes de son partenaire, ou sur un oreiller qui pourrait être placé entre les deux pour rendre l'opération encore plus facile. Ses cuisses, en revanche, devraient être maintenues en l'air, peut-être en appui sur son torse. Cela vous permettra également de profiter d'un angle de pénétration différent de l'habituel, qui est certes confortable mais n'offre malheureusement pas beaucoup de possibilités de mouvement. C'est une position particulièrement adaptée à une pénétration lente et intense.

SCAN ME

55. Position d'équilibre

★★★★☆

Il s'agit d'une position fatigante qui exige une bonne souplesse du dos de la femme, qui s'allonge avec le bassin tiré vers le haut et soutenu par son partenaire, qui est également chargé de diriger le mouvement en étant à genoux, perpendiculairement à elle. Les cuisses de cette dernière doivent adhérer complètement à la poitrine de son partenaire, et celui-ci doit la soutenir par les hanches pendant qu'il la pénètre. Le niveau de tonus musculaire de l'homme peut vraiment faire la différence dans cette position, car il doit supporter tout le poids du bassin et des cuisses de la femme pour que la pénétration se déroule correctement. Plus l'emprise est adéquate, plus la stimulation et la satisfaction mutuelle sont grandes. Malgré sa complexité, qui pourrait en décourager plus d'un, il s'agit d'une position très satisfaisante, excitante et provocante, qui permet de se regarder en face, d'ajuster ses mouvements sans trop de difficulté, et qui garantit des fentes précises et intenses.

SCAN ME

56. Position missionnaire - variante

★☆☆☆☆

L'une des innombrables variantes de la position classique du missionnaire, désormais largement connue. Convient aux débutants qui veulent s'exercer un peu avant de passer à des positions plus complexes qui demandent plus d'engagement et de dextérité. Comme dans le cas du missionnaire, la femme est couchée sur le dos et l'homme sur elle, en s'appuyant sur ses avant-bras, ses coudes ou en s'allongeant totalement sur son corps. Il s'agit d'une variante car dans celle-ci, le bassin doit être relevé par rapport au reste du corps, ce qui favorise une pénétration plus profonde. Pour ce faire, l'utilisation d'un oreiller placé sous le bas du dos de la femme est recommandée. Une autre différence est l'ouverture des pieds, qui sont maintenus rigides dans la position classique, mais qui ici sont ouverts ou fermés à volonté, permettant une largeur complètement variable. Elle est considérée comme une position intense et romantique, parfaite pour ceux qui veulent se regarder dans les yeux et échanger des effusions pendant l'acte.

SCAN ME

57. Position de l'alphabet

★★☆☆☆

Cette position implique que l'homme joue le rôle actif et est assez simple à mettre en pratique. La tâche de la femme est de s'allonger sur le dos, en soulevant une de ses jambes qui sera maintenue contre la poitrine de son partenaire, qui est agenouillé devant elle. La jambe sera donc tendue avec le pied au-dessus de l'arrière de la tête de l'homme. Cela créera une ouverture plus large qui favorisera la pénétration. C'est une position très adaptée à la stimulation du point G. Il permet également à la femme d'avoir les deux mains libres, avec lesquelles elle peut se tripoter ou se pousser plus fort contre le corps de son partenaire, ce qui augmente le plaisir et la profondeur des rapports. Contrairement à elle, l'homme aura les mains et les bras occupés à tenir et à caresser la jambe de la femme ; cependant, cela peut lui permettre de tirer plus *facilement le ventre et le bassin de la femme vers lui pour mieux rythmer et accélérer le rapport.*

SCAN ME

58. Position du tiroir

★★★☆☆

Ce poste doit être exécuté sur une surface élevée et stable, comme une table ou un bureau. Il requiert un minimum de capacités athlétiques et de souplesse de la part des deux partenaires, il n'est donc pas forcément facile à réaliser. L'homme se tient derrière la femme qui lui tourne le dos tandis qu'il se penche avec les coudes sur la surface de la table. Dans cette position particulière, la femme est également debout, mais son torse est penché vers l'avant et elle se tient en équilibre sur une jambe. L'autre sera allongée en l'air et soutenue par son partenaire pendant qu'elle effectue la pénétration. Il s'agit d'une posture complexe à adopter et à maintenir pendant longtemps, qui peut entraîner des douleurs au cou ou au dos. Néanmoins, elle procure une satisfaction merveilleuse, un plaisir intense et piquant, et, pour l'homme, une vue imprenable. Elle a aussi sa propre variante anale, pour autant que l'on modifie un peu la largeur et la courbe de son corps.

SCAN ME

59. Position de la roue à picots

★★☆☆☆

Il s'agit d'une position très romantique et sensuelle, particulièrement adaptée à la stimulation et à l'obtention de l'orgasme clitoridien. Les partenaires s'assoient l'un en face de l'autre, sur le sol ou sur le lit, les jambes s'enroulant autour du torse de l'autre. L'homme saisit et tient la femme avec ses bras pour mieux la saisir, tandis qu'elle s'appuie contre le sol ou le matelas sur ses avant-bras, placés derrière son dos. Il faut que la partie féminine se lâche un peu, en inclinant le dos, le torse et la nuque vers l'arrière pour s'abandonner complètement aux attentions de son homme. Une plus grande relaxation, en effet, équivaut à une pénétration plus agréable et plus profonde. Les fentes sont décisives et dirigées par l'homme, mais dans cette position, sa partenaire peut aussi, à son gré, décider de la vitesse, de l'amplitude et du rythme du rapport, en se poussant davantage contre son corps. C'est une position parfaite pour se toucher, parler et s'embrasser.

SCAN ME

60. Position du cadran solaire

★★★★★

Une position très compliquée à réaliser et surtout à maintenir, car elle exige des compétences athlétiques particulières de la part de l'homme et de la femme. Elle s'effectue debout uniquement et ne peut être facilitée par l'utilisation d'aucun support. L'homme doit supporter tout le poids du corps de la femme, qui est placé horizontalement et relié à lui par pénétration. Ses jambes sont attachées au bassin de son partenaire, mais peuvent aussi s'enrouler autour du bas de son dos ; ses mains, quant à elles, s'accrochent à ses cuisses. Les bras de l'homme tiennent son corps, le maintenant suspendu par le dos. Inutile de préciser que cette position requiert concentration, force, souplesse et une incroyable synchronisation pour être exécutée correctement et ainsi pouvoir ressentir le plaisir des deux côtés. Cependant, il ne permet pas une grande liberté de mouvement : les fentes peuvent être multiples mais elles demandent une certaine minutie et précision pour ne pas faire tomber la femme. Il est recommandé d'effectuer des mouvements circulaires, et non horizontaux, et d'éviter de tirer et de pousser le pénis de manière continue. Le plaisir tiré de cette position sera intense et subtil.

SCAN ME

61. Position millefeuille

★★☆☆☆

Cette position est particulièrement adaptée aux femmes qui aiment commander et être au dessus de leur partenaire. Elle n'est pas du tout complexe et présuppose que les deux amants sont allongés l'un sur l'autre, l'homme en dessous et la femme sur lui, les seins pressés contre sa poitrine. Les deux paires de jambes sont tendues et les cuisses se chevauchent légèrement. Au choix, la femme peut se tenir sur ses avant-bras ou se laisser aller complètement sur le corps de l'homme. Il peut être effectué sur le lit ou sur le sol, avec les précautions et recommandations appropriées. Placer une couverture sur le sol et un oreiller sous la nuque n'est pas du tout une mauvaise idée, par exemple, si vous allez le pratiquer sur le sol ; sinon le lit est plus que parfait. Le millefeuille garantit un plaisir intense et prolongé grâce à ses mouvements lents, sinueux et doux. La pénétration n'est pas profonde mais convient pour la stimulation du point G et pour reprendre son souffle après des positions plus complexes.

SCAN ME

62. Position du sandwich

★★☆☆☆

Disons d'emblée que cette position a aussi sa variante anale. Dans la position classique, en revanche, il existe un type de pénétration verticale qui engage l'homme, qui est allongé derrière la femme, tout en se tenant à ses avant-bras. Son partenaire, quant à lui, est allongé sous lui, profitant de toute l'attention. On pourrait presque dire qu'il s'agit d'une autre variante du missionnaire, sauf que les deux amants ne regardent pas le visage de l'autre pendant l'acte (en fait, il y a une inversion des rôles). Parfait pour être exécuté au lit ou au sol avec l'aide de couvertures et d'oreillers pour amortir les fentes. L'utilisation d'un oreiller, à placer sous le ventre de la femme, est recommandée pour surélever son bassin et ainsi éviter que le pénis ne dépasse entre les coups. Il s'agit d'une position sensuelle, presque animale, qui vous garantira un plaisir et une satisfaction uniques : grâce à une pénétration profonde et à la simplicité des postures.

SCAN ME

63. Position de l'odalisque

★★★★☆

Cette position nécessite une certaine souplesse de la part de la femme et un certain tonus musculaire de la part de l'homme pour être exécutée correctement. Elle doit s'allonger sur le dos, lever les deux jambes qu'elle étendra ensuite autour du torse et du cou de son partenaire. Lui, en revanche, en inclinant ses jambes vers l'arrière, sera élevé à la hauteur de ses organes génitaux pour permettre les mille et une nuits sensuelles. C'est une position à la fois romantique et sexy, parfaite pour les femmes qui aiment s'abandonner dans les bras de leur homme, pour celles qui ne sont pas particulièrement douées pour prendre l'initiative ou pour celles qui aiment simplement être dominées. Il permet une pénétration verticale très profonde et durable, qui sera différente selon la largeur des jambes de la femme. Attention à son dos : ce n'est pas une position que l'on peut tenir *longtemps, et elle ne convient certainement pas aux filles qui ne sont pas très souples.*

SCAN ME

64. Position de la brouette

★★★★☆

Cette position va faire tourner la tête des femmes, probablement même littéralement. Comme on peut s'y attendre, il est complexe, demande un effort physique important et, comme si cela ne suffisait pas, il est même difficile de le tenir longtemps sans glisser, perdre l'équilibre ou voir le pénis sortir du vagin. La tâche de l'homme, debout derrière elle, est de soutenir sa femme par ses jambes, en particulier ses cuisses, qu'il posera contre son pubis, au niveau des organes génitaux. Elle sera tournée vers l'avant, la nuque à la hauteur des genoux ou des chevilles de son partenaire. Il existe deux variantes de cette position : une plus simple et une pour les vrais casse-cous. La première variante permet d'utiliser une surface d'appui, comme un tabouret, un canapé, une table basse ou toute autre surface qui n'est pas trop haute. Elle peut ainsi y poser ses coudes tout en étant tenue par les jambes et pénétrée par l'homme. L'autre variante, celle des femmes plus audacieuses et courageuses, n'implique l'utilisation d'aucune surface : la femme pose ses paumes sur le sol, se retrouvant presque la tête en bas. Comme on peut facilement le deviner, cette position a aussi sa variante anale. Il procure une satisfaction lascive vraiment particulière, en plus d'une pénétration profonde qui vaut tous les efforts physiques requis pour l'effectuer.

SCAN ME

65. Position de basculement

★★★☆☆

Parfait pour la femme qui aime être au sommet et... balancement. La meilleure façon de procéder est que l'homme s'allonge sur le dos sur une surface solide, qui doit le soutenir, lui et elle. Ce dernier sera à cheval sur sa partenaire et son érection, totalement libre de se déplacer à sa guise et à sa vitesse. Le nom de cette position est donné par la nature des mouvements : un pur et simple balancement d'avant en arrière, qui donnera toutefois plus d'intensité et de profondeur à la relation sexuelle. Finalement, entre les mouvements de balancement, la femme peut aussi s'accrocher aux genoux de l'homme pour plus de stabilité. Lui, par contre, peut la guider et en même temps amortir le rapport en plaçant ses mains sur ses hanches ; ou bien, il peut choisir de toucher ses seins à volonté. Assez simple à réaliser et aussi à maintenir, cette position donnera un tel plaisir et une telle satisfaction qu'il ne sera pas difficile d'atteindre l'orgasme mutuel.

SCAN ME

66. Position verticale

★★★★★

Un poste assez complexe, qui mérite certainement une place parmi les plus difficiles à exercer et aussi à maintenir. Il est recommandé de l'effectuer avec les précautions nécessaires afin d'éviter les accidents désagréables. Comme son nom l'indique, la femme doit effectuer une sorte de poirier pour jouer le rôle de la partie passive dans cette position. Plus précisément, elle doit être maintenue et soutenue par ses cuisses par l'homme (qui sera plutôt debout) tout en se tenant à l'envers. Pour faciliter l'opération, il peut faire reposer les jambes de la jeune femme sur ses épaules, ce qui lui permet de mieux contrôler la situation et d'avoir un meilleur équilibre. La femme se retrouvera donc avec l'arrière de sa tête à la hauteur de ses pieds tout en étant pénétrée horizontalement. Attention aux vertiges, qui pourraient toutefois vous procurer des sensations vraiment uniques et extraordinaires, un plaisir stimulant. En raison du type de pénétration, elle n'est pas très profonde et ne peut pas non plus être féroce, car c'est la vitesse des fentes qui déterminera le succès de la position, qui par nature a une stabilité résolument précaire. Le handstand est définitivement recommandé pour tous ceux qui aiment se dépasser et expérimenter des positions nouvelles et variées.

SCAN ME

67. Position de la balle

★★★☆☆

Dans cette position, l'homme est la partie active, son rôle est de s'agenouiller devant la femme couchée en tenant ses jambes écartées, qui seront tendues en l'air. Il est recommandé de l'effectuer sur le lit, mais il est également possible de l'effectuer sur le sol, tant que vous êtes à l'aise et confortable. La femme a les mains libres, avec lesquelles elle peut également pratiquer une autostimulation supplémentaire, tandis que l'homme la regarde d'en haut. Cette position est parfaite pour se regarder dans les yeux et offre à l'homme une vue magnifique de son corps. La vitesse, le rythme et l'amplitude des fentes sont totalement à la discrétion de l'homme, qui peut même écarter ou serrer les cuisses de sa partenaire, augmentant ainsi le plaisir des deux. Sa simplicité permet de le maintenir longtemps et d'exécuter des coups profonds et assez précis à la recherche d'un orgasme mutuel.

SCAN ME

68. Position du trône

★★★★★

Cette position a gagné une place respectable sur le podium des plus difficiles à réaliser et aussi à maintenir. Il présuppose que c'est la femme qui accomplit la partie active du rapport sexuel, en s'asseyant sur son érection et en tenant ainsi les rênes de la pénétration. L'homme, quant à lui, doit faire preuve d'une capacité et d'une habileté athlétiques non négligeables : il doit s'allonger sur le dos, puis étirer et lever ses jambes jusqu'à ce qu'elles soient au-dessus de son visage. L'homme doit utiliser la force musculaire de ses abdominaux pour rester tendu et équilibré, permettant à la femme de s'asseoir sur lui. Cette dernière le fera de manière perpendiculaire, en posant ses pieds au sol et en se tenant des deux mains aux jambes couchées de son partenaire. Comme on peut facilement le déduire, cette position ne convient pas à tout le monde et ne peut être maintenue longtemps, car le dos et les muscles abdominaux de l'homme sont mis à rude épreuve. Toutefois, si elle est pratiquée correctement, elle peut procurer des moments de plaisir très intense et une pénétration verticale particulièrement profonde et satisfaisante.

SCAN ME

69. Position de l'échelle

★★★☆☆

Pour effectuer cette position, vous avez besoin d'un élément extérieur à utiliser comme support, par exemple un banc assez solide ou une table basse longue et étroite. Il peut également être effectué sur un matelas ou un canapé, moyennant quelques modifications et expédients. L'homme doit s'asseoir sur la surface choisie en se tenant sur ses avant-bras et en inclinant ses jambes. La femme, elle, va se mettre sur lui, dos à lui, en se tenant à ses genoux. Ayant les deux mains libres, elle peut aussi éventuellement passer à l'autostimulation ou au pelotage pour augmenter son propre plaisir. Cette position ne permet pas une grande liberté dans les fentes, c'est donc la femme qui doit gérer le rapport en glissant sur l'érection de l'homme à sa guise, en dictant le rythme et la vitesse. Il s'agit d'une pénétration verticale sans prétention qui peut donner une grande satisfaction et un immense plaisir mutuel.

SCAN ME

AMUSEZ-VOUS!

Printed in France by Amazon
Brétigny-sur-Orge, FR

14896483R00087